THÉRAPEUTIQUE

DES

INFECTIONS PYOGÈNES GÉNÉRALISÉES

PAR

A. FOCHIER

G. STEINHEIL, Éditeur.

THÉRAPEUTIQUE

DES

INFECTIONS PYOGÈNES GÉNÉRALISÉES

PAR

A. FOCHIER

PROFESSEUR DE CLINIQUE OBSTÉTRICALE A LA FACULTÉ DE LYON

Extrait du n° du 23 Août 1891 du **Lyon médical**.

PARIS

G. STEINHEIL, ÉDITEUR

2, RUE CASIMIR-DELAVIGNE, 2

1892

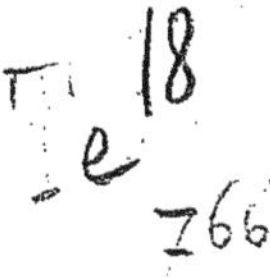

THÉRAPEUTIQUE

DES

INFECTIONS PYOGÈNES GÉNÉRALISÉES

Je viens conseiller et indiquer le moyen de provoquer artificiellement la formation d'abcès dans les états infectieux où l'on peut voir se produire spontanément des suppurations, et où ces suppurations, traitées chirurgicalement, peuvent guérir en contribuant parfois d'une façon manifeste à la guérison de l'état infectieux. Telle est la substance de cette note préliminaire, destinée sans doute à prendre date, mais surtout à exposer brièvement une méthode qui d'ores et déjà peut contribuer au salut de quelques vies humaines.

En apportant une méthode nouvelle de traitement, je dois tout d'abord signaler quelles affections en sont justiciables et définir ce que j'entends par les infections pyogènes généralisées. Contrairement à ce que pourrait laisser supposer l'emploi du mot pyogène, je n'ai nullement la prétention de faire appel aux données de la microbiologie, et, me plaçant exclusivement au point de vue clinique, je dis qu'une infection pyogène généralisée est une maladie où l'on peut voir se produire à la fois plusieurs abcès dans divers organes ou dans différentes régions du corps.

L'infection purulente est évidemment le type de ces maladies, mais toutes les septicémies simples ou complexes, l'érysipèle, l'ostéomyélite aiguë présentent assez d'affinités à ce point de vue pour les classer dans le même groupe et les rendre justiciables de la même intervention, parce que tous ces états infectieux peuvent entraîner la formation de suppurations multiples. J'irai même plus loin et je dirai que des maladies dans lesquelles on ne voit habituellement aucune tendance à la suppuration deviennent dans certaines circonstances des infections pyogènes généralisées, par exemple la grippe, la fièvre typhoïde et même la pneumonie. J'hésite à ajouter la tuberculose, parce qu'alors la suppuration est un épiphénomène et non la manifestation d'un état spécial de l'infection généralisée évoluant du côté de la suppuration, parce que les lésions locales suppurées ne guérissent pas comme un abcès.

Il est possible que, dans plusieurs des maladies énumérées, le microbe des suppurations ne soit pas celui de l'affection primitive, mais c'est là une discussion dans laquelle je n'ai pas à entrer. Pour qu'une affection justifie le traitement que je vais exposer, il suffit qu'elle puisse, par ses allures habituelles, ou en affectant un type exceptionnel ou anormal, manifester de la tendance à provoquer des suppurations multiples.

Le groupe des affections pyogènes généralisées ainsi délimité, je ne puis pas rester dans les généralités, je suis obligé de prendre une de ces affections comme type ou plutôt comme exemple. C'est la fièvre puerpérale que je choisirai, parce que c'est à cette affection presque exclusivement que j'ai appliqué ma méthode, et aussi parce qu'elle présente une série de formes très variées, différenciées à tel point qu'elles ont été regardées comme des affections distinctes, mais qui toutes peuvent aboutir à la formation du pus si la marche fatale n'est pas trop rapide.

La remarque clinique fondamentale qui m'a amené au traitement que je propose est la suivante : Il y a des cas de fièvre puerpérale qui sont l'exception, sans être absolument rares, dans lesquels on voit une infection généralisée sans lésion importante appréciable subir une amélioration soudaine en même temps que se manifestent les signes d'une suppuration localisée, par exemple un phlegmon du sein ou de la fosse iliaque ou du tissu cellulaire sous-cutané, ou bien une monoarthrite, une péritonite localisée tardive, une salpingo-ovarite. L'abcès ou les abcès qui se forment alors méritent le nom que je leur donne depuis douze ans, d'*abcès de fixation*. Ils sont parfois des abcès critiques au sens ancien du mot, mais ils s'en distinguent le plus souvent et constituent à eux seuls une affection grave, plus immédiatement menaçante parfois que l'infection généralisée. Ils sont cependant le salut d'une façon bien manifeste s'ils sont traités chirurgicalement en cas de marche aiguë, et si on les laisse évoluer en cas de développement chronique ou subaigu.

A côté de ces faits, il en est d'autres où l'on voit non seulement des inflammations viscérales se révéler par des signes indubitables, puis rétrocéder rapidement sans qu'il y ait amélioration de l'état général, mais où l'on voit aussi des phlegmons diffus sous-cutanés affecter la même mobilité sous l'œil et même sous le bistouri de l'observateur. La tendance à la fixation est manifeste et cette fixation avorte plusieurs fois avant d'aboutir, ou plus souvent, dans cette forme, la mort arrive avant la suppuration.

La mort arrive parfois avant toute fluxion locale, mais ce sont là des cas rares se rattachant aux précédents par des transitions insensibles.

C'est en comparant ces deux types : le premier où l'amélioration coïncide avec une localisation suppurée, le second où la mobilité des fluxions est au contraire d'un fâcheux pronostic, que je suis arrivé à me poser comme indication thérapeutique la nécessité de provoquer des abcès faciles à traiter dans les formes graves d'infection puerpérale.

Ces deux types sont loin cependant de constituer la généralité de ces formes graves. Le plus souvent on peut saisir et une lésion locale servant de point de départ et des lésions de continuité et de contiguïté, et enfin des suppurations pour lesquelles il faut admettre la métastase comme on disait autrefois, le transfert de microbes pyogènes comme on dit maintenant. Les suppurations dans ces cas mériteraient le nom d'*abcès de diffusion* par opposition avec les *abcès de fixation*, mais il faut d'emblée faire remarquer que la distinction est difficile à faire, sur la limite, entre ces deux ordres d'abcès, et qu'à la rigueur on peut traiter de fixations multiples les abcès d'un si fâcheux pronostic alors que les fixations uniques sont d'un si heureux augure.

Je ne m'attarderai pas davantage au développement de cette conception générale des accidents puerpéraux, il m'entraînerait trop loin. Ce que j'en dis me suffit pour les conclusions que j'ai à en tirer, ou plutôt pour expliquer comment je suis arrivé à appliquer un traitement paradoxal à une infection pyogène. Pour ceux qui n'admettraient pas mon interprétation des faits cliniques, ou qui n'ont pas su les voir en les observant, il suffit qu'on leur signale et qu'on leur démontre des résultats thérapeutiques.

Là, je touche à un point dont il me faut signaler les difficultés pour que les critiques puissent se produire d'une façon acceptable et par suite utile. Il serait nécessaire de s'entendre sur les éléments du pronostic des accidents puerpéraux pour apprécier les résultats du traitement. Cette entente demanderait à elle seule de longs développements. Pour le démontrer, je dirai seulement que la température est un élément de pronostic peu important si on le prend isolément. Même les élévations excessives, ou les prolongations exceptionnelles ont une signification très incertaine dans la majorité des cas (c'est dire en passant que la médication antithermique a une valeur on ne peut plus discutable à mes yeux).

Passer en revue les éléments de pronostic fournis par l'état des grandes fonctions, par les formes variables de la lésion initiale, ou des lésions secondaires, ce serait faire une étude complète de la fièvre puerpérale. Les faits ou les appréciations personnelles que j'ai à apporter seront mieux à leur place dans des leçons didactiques que dans cet aperçu rapide destiné à signaler un procédé de traitement nouveau. Je tenais seulement à dire, avant toute discussion, combien, le pronostic étant difficile, me paraissent sujettes à caution les affirmations de ceux qui attribuent la guérison d'une fièvre puerpérale à l'emploi d'une drogue, sans apporter autre chose que la température de leurs malades comme preuve de la gravité du cas.

Aujourd'hui, je n'apporterai pas même des températures à l'appui de mes assertions, je n'apporterai que mes impressions générales, parce que les cas traités ne sont pas assez nombreux pour entraîner les convictions de ceux qui ne croiraient pas à mes affirmations. A ceux-là je dirai : expérimentez vous-mêmes, l'expérience n'est pas dangereuse.

L'absence de danger sérieux était certaine pour moi, par suite des nombreux abcès que j'avais vu provoquer par les injections sous-cutanées pendant la fièvre puerpérale, notamment par les injections de sulfate de quinine. Aucun de ces abcès n'avait donné lieu à des complications (érysipèle, fusées) au-dessus des ressources habituelles de l'intervention chirurgicale. C'est donc en toute sécurité que je commençais à chercher la provocation de ces abcès. Je me servis d'abord d'une solution de sulfate de quinine intentionnellement acidifiée au delà des limites nécessaires à la solution complète. Je me servis de cet artifice pour faire accepter les injections d'une part et aussi parce que l'observation m'avait démontré l'innocuité locale de ces injections. J'ai eu quelques résultats, je n'en citerai qu'un parce qu'il a été observé par un confrère, le Dr Aribaud (de Condrieu), qui, dans une épidémie locale grave, a vu guérir la malade à laquelle il a pratiqué, sur mes conseils, des abcès artificiels.

Mais les injections acides donnent rarement lieu à une suppuration rapide ; le pus de ces abcès est le plus souvent séreux, en petite quantité et sans tension, et la limitation par une zone d'infiltration inflammatoire est peu accusée. Aussi la suppuration se prolonge-t-elle fort longtemps et l'on est obligé souvent de pratiquer de larges incisions pour étaler et stimuler la paroi de l'abcès.

J'ai eu recours surtout aux solutions de nitrate d'argent à un sur cinq que Luton (de Reims) avait préconisées comme révulsif, dans la sciatique notamment. Mais ces injections sont passibles de reproches analogues à ceux que j'ai adressés au sulfate de quinine. La suppuration se produit toujours il est vrai, mais elle est lente à s'établir ; le phlegmon provoqué est trop circonscrit, lors même qu'on injecte plusieurs grammes à la fois ; enfin l'élimination du bourbillon est lente à se produire. Je ne donnerai qu'un exemple de cette action inconstante et trop faible du nitrate d'argent. Dans un cas d'infection purulente consécutif à une otite suppurée, et terminé par la guérison à la suite d'une arthrite suppurée du genou, j'avais fait pratiquer au début des accidents articulaires une injection sous-cutanée de solution argentique au niveau du genou malade. Je dus faire le drainage de l'articulation le surlendemain de cette injection, et l'abcès argentique ne donna jamais que quelques gouttes de pus au voisinage de cette articulation, qui en imprégnait chaque jour des paquets d'ouate ; le bourbillon, qui comprenait il est vrai l'aponévrose, ne s'élimina qu'au bout d'un mois.

Je crois néanmoins devoir au nitrate d'argent quelques améliorations rapides de symptômes menaçants. J'acceptai même la solution argentique comme un pis aller provisoire, et je m'en servais couramment, c'est-à-dire assez rarement puisque les fièvres puerpérales graves n'existaient plus dans les hôpitaux, mais j'étais assez peu satisfait de l'action pyogène pour hésiter à préconiser l'emploi d'un moyen douloureux dont on aurait peut-être abusé sans utilité évidente pour les patients.

L'incertitude de l'action des solutions argentiques m'avait décidé à employer ou plutôt à étudier personnellement l'action des cultures microbiennes pour arriver à pouvoir les appliquer en toute conscience, lorsque les recherches des microbiologues vinrent signaler un agent pyogène aseptique d'une efficacité variable, suivant l'espèce animale sur laquelle on expérimentait, mais qui pouvait être essayé sur l'homme, sans crainte de provoquer autre chose qu'un phlegmon circonscrit. Cet agent, c'était l'essence de térébenthine.

J'en ai fait pour la première fois l'essai au mois de janvier passé. Il s'agissait d'une malade qu'on apporta dans mon service dans un état à peu près désespéré, d'après l'expérience que j'ai de la fièvre puerpérale. Elle était au dixième jour de l'accouchement, et les accidents avaient commencé dès le surlendemain. La fièvre puerpérale lui avait été transmise par une sage-femme que j'avais trouvée auprès d'une mourante le jour même de l'accouchement de sa malheureuse cliente. La face terreuse, les traits étirés, l'angoisse respiratoire étaient avec le pouls et la température les symptômes généraux les plus effrayants. En prolongeant l'examen, on trouvait des signes manifestes d'arthrite du côté de l'épaule et de la hanche droites. On pouvait même affirmer un épanchement notable dans l'épaule droite. Il y avait bien sur les côtés de l'utérus un empâtement douloureux et de la distension intestinale, mais il était évident que, malgré cette lésion locale, l'infection généralisée devait avant tout nous préoccuper. Je fis immédiatement, au niveau du deltoïde et dans la région hypogastrique à droite, une injection sous-cutanée d'essence de térébenthine. En même temps on alimentait la malade autant que le permettait l'état des voies digestives, et l'on faisait sous la peau de la cuisse des injections sous-cutanées de quinine. L'amélioration fut assez rapide pour qu'on puisse l'attribuer à la médication employée. Il se forma des abcès volumineux aux points injectés, et comme rien n'indiquait la nécessité de les ouvrir, je laissai ces abcès atteindre le volume du poing avant de les inciser. Lors de l'incision, quinze jours après l'injection, il s'écoula un pus très épais. Je ne revins pas à l'injection de térébenthine chez cette malade pour lui éviter des douleurs. En pareil cas, je n'hésiterais plus à y revenir tant que l'état général ne serait pas franchement amélioré ou même manifestement guéri, car ma malade présenta à plusieurs reprises des accidents graves de fluxions sur différents organes. Par exemple, elle présenta une néphrite avec anurie presque complète pendant trois jours, puis une choroïdite qui n'a pas amené la fonte purulente de l'œil droit, mais une atrophie complète du globe oculaire ; enfin un abcès profond de la cuisse droite qui, à l'incision, me parut partir soit de l'articulation, soit des régions périarticulaires, puisque le sommet de la poche était constitué par la partie antérieure du col fémoral. Bref, à la date de la publication de cette note, la malade n'est en convalescence que depuis un mois à peine (1).

Depuis lors, j'ai eu à pratiquer cinq fois seulement des abcès artificiels. Dans le premier de ces cas, il s'agissait d'une malade atteinte de néphrite gravidique grave qui avait interdit l'emploi du sublimé pendant l'accouchement, et qui fut prise le troisième jour d'un grand frisson avec congestion pulmonaire intense, et une

(1) Je crois que cette malade aurait bénéficié d'une fixation plus répétée, plus continue. Lorsque je me servais du nitrate d'argent, j'ai perdu une malade dont le décès eût peut-être été conjuré si j'avais insisté sur la fixation. C'était une malade que je soignais à Chambéry avec le docteur Amédée Denarié, et qui était atteinte d'une infection grave sans lésion locale, ou plutôt avec des lésions locales devenues tellement silencieuses après le traitement local, que l'affection fut prise au début pour une fièvre typhoïde anormale. C'était bien une infection puerpérale. Deux injections argentiques améliorèrent nettement l'infection, et après cinq ou six semaines, la température devint normale, mais l'état général restait profondément atteint, et la malade finit par succomber algide après une série de vomissements incoercibles, probablement urémiques, bien que l'urine ne renfermât que des traces d'albumine.

altération de la face avec prostration des forces que n'expliquait pas à elle seule la dyspnée. L'amélioration fut tellement rapide que j'hésite à la mettre sur le compte de la pyogénèse artificielle, c'est un fait qui démontre dans tous les cas que cette pyogénèse est sans danger chez les malades atteintes d'affection grave des reins.

La seconde fois je me trouvais en présence d'une fièvre puerpérale datant de trois semaines avec lésion locale consistant sans doute en une ovarite suppurée. L'hyperthermie continuait ; les forces déclinaient ; il y avait dans l'urine de notables quantités d'albumine, qui existaient dès avant l'accouchement. La lésion locale n'était attingible que par une laparotomie et une ablation d'annexes toujours fort dangereuses à une époque aussi rapprochée de l'accouchement, et que l'éloignement de la malade rendait d'ailleurs impossibles. Je conseillai les injections de térébenthine, et le docteur H. Rondet (de Neuville) qui les pratiqua à plusieurs reprises assista à la guérison de la malade sans avoir à constater l'issue du pus par le vagin ou l'intestin. C'est là un fait remarquable de résolution d'une lésion locale fort avancée dans son évolution.

Dans le troisième cas, il s'agissait d'une malade exsangue à la suite d'un avortement, et qui était envoyée à la Charité par le docteur Pangon, de Saint-Vallier. Elle était en proie à une fièvre intense sans traces de localisation utérine ou péri-utérine. L'hyperthermie continue, un délire aigu, continu pendant trois jours, l'anémie traumatique profonde, constituaient toute la gravité de ce cas. Il n'y avait ni angoisse respiratoire, ni étirement avec immobilisation des traits. La provocation d'abcès sous la peau de la région hypogastrique fut suivie de l'abaissement de la température avant que les abcès fussent ouverts. Le délire, qui était le symptôme le plus grave, céda plus tardivement que l'hyperthermie, la malade se rétablit rapidement. Dans les deux autres cas, il s'agissait de lésions péri-utérines post-abortives qui avaient déjà très probablement suppuré, et où l'état général n'était pas gravement atteint. La provocation d'abcès n'entrava pas la suppuration pelvienne qu'il fallut inciser par le vagin en même temps que les abcès sous-cutanés.

Je n'insisterai pas sur la technique de ces injections de térébenthine. Elles doivent être poussées dans le tissu cellulaire lâche au
voisinage de l'aponévrose, mais elles peuvent aussi sans inconvé-
nients s'infiltrer dans le tissu adipeux. On peut pousser un ou plusieurs centimètres cubes d'essence par la même piqûre ; je n'ai pas
dépassé trois centimètres cubes, et je n'en pousse qu'un le plus
souvent. Je n'ai pas observé d'infiltrations dermiques ; il est certain
qu'elles provoqueraient du sphacèle du derme. Lorsque l'on veut
ménager une issue spontanée au pus, il n'y a qu'à retirer l'aiguille
sans maintenir la peau, l'essence ressort en préparant un canal de
sortie au pus.

L'injection n'est pas plus douloureuse qu'une injection de mor-
phine, mais la douleur inflammatoire apparaît rapidement, de une
heure à six heures après l'injection. Lorsque l'injection a été poussée sous une couche épaisse de tissu adipeux, la tuméfaction peut
rester masquée pendant plusieurs jours. La rougeur de la peau
ne se prononce que le troisième jour, et alors les phénomènes sont
essentiellement variables. L'abcès prend tantôt les allures d'un
véritable abcès chaud, tantôt celles d'un abcès froid ou du moins
les allures d'un abcès qui n'a aucune tendance à ulcérer la peau.
Ces allures se retrouvent, mais moins accusées, dans certains
abcès de fixation de la fièvre puerpérale. Dans l'un et l'autre cas
le pus s'épaissit, et trois fois, en attendant longtemps pour inter-
venir, j'ai vu à l'incision un véritable mastic purulent sortir de
l'abcès artificiel. Ce mastic, je l'avais rencontré plusieurs fois à
l'autopsie, notamment dans les annexes, et on le retrouve dans
certaines salpingo-ovarites lors de l'opération.

Lorsqu'on incise de bonne heure, on trouve un abcès à loge
anfractueuse, et dont la paroi est constituée par une mince couche
de tissu sphacélé et infiltré de pus, analogue à la paroi d'un abcès
froid sur certains points, ressemblant sur d'autres au bourbillon
du furoncle. Il peut y avoir des décollements assez étendus, mais
qui ne paraissent pas jusqu'ici pouvoir provoquer des fusées enva-
hissantes. Il est certain que si l'injection était poussée au-dessous
de l'aponévrose, elle entraînerait le sphacèle de la membrane. La
térébenthine ne paraît pas se résorber, puisque au bout de quinze
jours on retrouve son odeur, mais on ne voit pas de gouttelettes
distinctes au milieu du pus.

Ces abcès sont assez lents à guérir, ou du moins leur marche est très variable, suivant qu'ils ont évolué rapidement vers l'ulcération, ou qu'au contraire ils ont affecté des allures torpides. Dans ce dernier cas, il faut les inciser largement pour pouvoir explorer et panser toute la poche. Je n'insiste pas sur ces détails ; ils ne laisseront.pas désarmé un praticien qui possède et sait appliquer les éléments de la chirurgie, et je me borne à formuler les préceptes suivants, qui pourront être modifiés par l'expérience, mais dont les grandes lignes me paraissent acquises.

Dans toute infection pyogène grave, lorsqu'il n'y a pas de suppuration en voie de formation, lorsqu'il n'y a pas de *fixation* (1), ou lorsque la fixation n'est pas en rapport par son importance avec la gravité de l'état général, ou lorsque le traitement local (injections intra-utérines par exemple) a supprimé ou diminué la lésion initiale et que l'état général persiste, ou même peut-être lorsque la fixation est à son début et occupe un point où la suppuration peut présenter des dangers, dans tous ces cas, il faut provoquer la formation artificielle d'abcès, à l'aide d'injections sous cutanées d'essence de térébenthine.

Il est utile de déterminer ces abcès dans des points où ils puissent avoir ce qu'on connaît sous le nom d'action révulsive (2), en

(1) C'est le cas de se demander si, dans les infections locales, il n'y aurait pas lieu de rechercher la suppuration au point d'infection lorsque cette infection locale peut être suivie d'infection généralisée. Ne vaudrait-il pas mieux faire une injection pyogène qu'une injection antiseptique, ou que des incisions ou que des cautérisations. Je serais tenté de le faire concurremment avec les incisions, lorsqu'elles ne révèlent aucune purulence, et que la cause infectante ou que l'état général est grave. On sait en effet que la purulence locale dans une infection est d'un pronostic relativement favorable.

(2) La révulsion est une des actions thérapeutiques les plus incontestables, et, bien que dans la majorité des cas elle soit efficace par action nerveuse, c'est à la théorie humorale que nous en sommes redevables. La fixation relève aussi de la théorie humorale, non pas qu'elle vise des liquides, mais bien parce qu'elle s'applique à des solides (microbes ou globules blancs) en suspension dans des liquides ; elle relève en somme de ce qu'on pourrait appeler la théorie humorale solidifiée : la fixation appelle et immobilise des éléments solides en circulation. Dans les cas où elle agit comme révulsif, on pourrait dire qu'elle irrite dans un sens utile et par voie réflexe les vaso-moteurs de l'organe malade, mais on pourrait dire aussi qu'elle appelle et fixe les éléments nocifs qui circulent dans la zone irriguée par les mêmes vaisseaux que ceux qui se rendent à l'abcès. Ainsi, dans une arthrite de l'épaule, une fixation pratiquée au niveau de l'empreinte deltoïdienne peut très bien attirer à elle les éléments nocifs du sang qui circule

même temps que l'action fixatrice que je leur attribue. Dans certaines maladies où les abcès de fixation ont un siège déterminé, et où ce siège est facilement attingible, on pourra choisir ce point au lieu du tissu cellulaire sous-cutané. Par exemple, dans un cas très grave de fièvre puerpérale sans fixation aucune, on pourra déterminer un phlegmon de la mamelle par des injections interstitielles dans cet organe (1).

Les abcès de fixation doivent être ouverts plus ou moins tardivement suivant les allures qu'ils affectent, mais pour peu que l'état général persiste (je ne dis pas la fièvre), il faut en provoquer de nouveaux sans attendre. Dans certains cas même, on fera bien d'avoir recours à cette provocation un ou plusieurs jours avant l'incision des premiers. C'est là une condition de fixation permanente, ou plutôt continue qui me paraît essentielle pour le succès de la méthode dans les cas très graves.

Il faudra provoquer plusieurs abcès à la fois, si l'infection s'annonce comme menaçante à brève échéance, et c'est là le cas de l'infection purulente à grands frissons répétés. Dans l'érysipèle qui n'est qu'exceptionnellement pyogène, mais qui se juge manifestement parfois par des abcès, il faudrait provoquer ces abcès à la périphérie de la rougeur envahissante; mais je donne le conseil de ne le faire, pour commencer, que dans les cas très menaçants, puisque je n'ai aucune expérience personnelle à ce sujet.

Il en est de même pour toutes les maladies énumérées au début de cette note; je ne voudrais pas qu'on s'autorisât de mon exemple pour commettre des imprudences; mais on peut, je crois, s'inspirer

dans la région et empêcher l'infection de l'articulation ou même déterminer la reprise des éléments qui y sont déjà déposés. Ce sont là des théories qui peuvent être suggestives, mais auxquelles il ne faut pas faire appel pour une démonstration.

(1) Les phlegmons spontanés de fixation occupant aussi parfois la périphérie des membres, le tissu cellulaire du mollet ou de la face dorsale de l'avant-bras, on pourrait choisir ces points pour les abcès artificiels. Mais l'inconvénient qu'il y aurait à provoquer des cicatrices ne me paraît pas devoir être compensé par les avantages problématiques tirés du siège des fluxions spontanées. Ce siège est, en effet, déterminé simplement par la stase sanguine relative qui se produit dans ces deux points très éloignés du centre et très peu vascularisés, tandis que pour le sein il y a des corrélations trop évidentes avec le système génital pour n'en pas tenir compte.

avec avantage de l'idée générale qui m'a guidé, et provoquer des abcès artificiels soit au moment où l'infection devrait se fixer, soit à celui où elle commence à se fixer d'une façon dangereuse ; les provoquer dans un point de fixation habituelle, ou de fixation révulsive.

Les préceptes m'ont été suggérés exclusivement par l'observation clinique. Ils gagneraient certainement à être corroborés et développés par des études microbiologiques. Il serait bon, par exemple, de provoquer ces abcès avec de l'essence soigneusement stérilisée et dans des conditions rigoureuses d'asepsie, d'examiner le sang des malades et le pus des abcès spontanés ou provoqués. On pourrait en tirer des conclusions plus rigoureuses et y trouver des suggestions fécondes. C'est un travail à faire. Le pus de deux abcès incisés (première et seconde malades) a été stérile. Le pus d'un abcès de la quatrième, ouvert de bonne heure, a donné lieu à une culture de streptocoques, mais dans les deux cas, je ne m'étais pas servi d'essence stérilisée. Un travail expérimental serait encore plus probant, et l'on voit d'ici le plan général de ce travail, lorsqu'on sait que MM. Chauveau et Arloing ont indiqué le moyen de cultiver, d'atténuer ou de renforcer le germe de la fièvre puerpérale, et trouvé une espèce animale commune (le lapin), capable de présenter toutes les modalités de l'affection. Ce travail sera fait, je l'espère, à brève échéance, non pas sous ma direction, mais sous le contrôle de maîtres incontestés en microbiologie et en médecine expérimentale. Quelles que soient ses conclusions, il ne prévaudra pas contre les faits cliniques, qui ont un degré d'évidence bien moins considérable, parce qu'ils sont en général plus complexes, mais qui néanmoins peuvent entraîner la certitude et permettre l'affirmation.

Il est bon aussi de prévoir les objections qu'on peut me faire. Les uns diront : Comment oser provoquer la suppuration sur un organisme qui a déjà, par malheur, trop de tendance à suppurer ? Et je répondrai : Le jour où vous m'aurez apporté un moyen de réprimer cette tendance à la suppuration, je ne la provoquerai plus.

D'autres allègueront : Votre méthode n'est pas nouvelle, elle s'appelait révulsion ou dérivation, et le vésicatoire, le cautère et le séton faisaient sinon tout, du moins une partie de ce que font vos injections de térébenthine. — Je répondrai : Accumulez les succès déjà acquis par le séton ou le cautère, je les accepte, ils seront un motif de plus pour faire accepter les abcès artificiels de fixation, ils ne serviront qu'à faire ressortir leur supériorité et à établir la conviction.

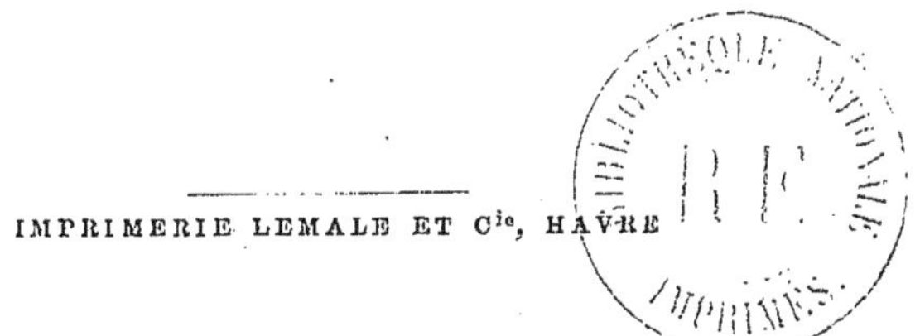

IMPRIMERIE LEMALE ET Cie, HAVRE